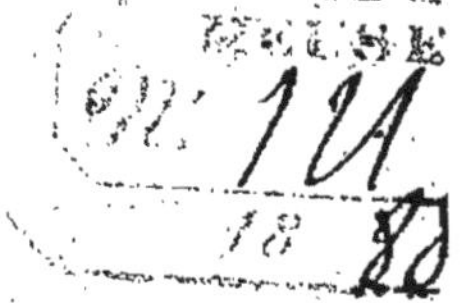

LOISIRS DE VIEILLESSE

[SOUVENIRS DU PASSÉ -- CONTRASTE DU PRÉSENT]

ÉTUDE

SUR TROIS CAUSES PRINCIPALES DE LA DÉPOPULATION, EN FRANCE :

MALTHUSIANISME – CHOLÉRA INFANTILE – PHTISIE PULMONAIRE.

Par le Docteur *F. NIVELET*, ☼, ☙

Vice-Président du conseil d'hygiène de l'arrondissement de Commercy; ex-médecin des Épidémies, etc.

à COMMERCY, chez l'auteur

Prix : 75 centimes — Mandat ou Timbres Poste.

(Pour réduire, autant que possible, le prix de son petit livre, l'auteur s'en fait l'éditeur lui-même.)

1888

—

LOISIRS DE VIEILLESSE

[Souvenirs du Passé — Contraste du Présent]

ÉTUDE

SUR TROIS CAUSES PRINCIPALES DE LA DÉPOPULATION, EN FRANCE :

MALTHUSIANISME - CHOLÉRA INFANTILE - PHTISIE PULMONAIRE.

Par le Docteur *F. NIVELET*, ✠, ✠

Vice-Président du conseil d'hygiène de l'arrondissement de Commercy; ex-médecin des Épidémies, etc.

à COMMERCY, chez l'auteur

Prix : 75 centimes — Mandat ou Timbres Poste.

(Pour réduire, autant que possible, le prix de son petit livre, l'auteur s'en fait l'éditeur lui-même.)

1888

—

COMMERCY, IMPRIMERIE CH. CABASSE

ÉTUDE

SUR TROIS CAUSES PRINCIPALES DE LA DÉPOPULATION

EN FRANCE.

MALTHUSIANISME - CHOLÉRA INFANTILE - PHTISIE PULMONAIRE.

I

Est-ce MALTHUS qui, par sa doctrine, a jeté la perversion dans notre état social? — ou bien, en ce qui concerne notre pays, les transformations politiques et économiques de 89, ne devaient-elles pas développer, dans nos populations, de nouvelles appétences?

Deux questions qui nous semblent mériter l'examen.

Malthus n'a pas dit aux familles : puisque vous ambitionnez, avant tout, la richesse et les honneurs, n'ayez qu'un enfant — Il a dit aux nations : ...Prenez garde que la multiplicité trop grande de vos procréations ne se trouve plus en rapport avec les productions de votre sol, qu'elles ne l'excèdent, et que la famine n'en devienne la conséquence.

Malthus, cependant, a dû comprendre que les diverses régions du globe étaient appelées à devenir secourables les unes aux autres, quant au moyens de subsistances indispensables à l'humanité. Il avait dû prévoir que l'une ou l'autre des contrées de l'Europe, en débine, aurait recours à des territoires plus favorisés; que la France, par exemple, pourrait, avec son argent, tirer du blé et des viandes des provinces danubiennes, de l'Amérique, de l'Australie et d'ailleurs.

C'était là le côté optimiste de la question à envisager ; mais il y a le revers.

La guerre, l'horrible guerre, avec sa marine et ses blocus, avec sa destruction des moyens de transport sur terre, n'affamerait-elle pas telle ou telle région quand elle le voudrait ? Et alors, malheur aux populations qui n'auraient de ressource que dans leur propre sol ! Malheur surtout à la contrée dont la population serait en surcharge...

D'un autre côté, ne pourrait-on pas objecter à la doctrine de Malthus que les épidémies, les pestes, les obus à la mélinite, les fusils à répétition, etc., se chargeront bien de rétablir l'équilibre entre les produits du sol et les bouches exubérantes ?.. Il est vrai que, sur ce terrain des éventualités, tout devient hypothèse... Passons donc à d'autres considérations.

×

Il est triste d'avoir à reconnaître qu'en ce monde le mal se trouve, trop souvent à côté du bien. C'est un fait que l'expérience traduit, trop souvent aussi, en axiome; et, sans vouloir médire ni de la civilisation, synthèse du progrès, ni de notre grande révolution politique et sociale, reconnaissons qu'il leur est, malheureusement, applicable.

Si la civilisation tend à généraliser le bien-être, elle ouvre aussi les portes à l'égoïsme. C'est d'elle que sont nés les goûts du luxe et la soif de l'or. Chacun pour soi : c'est à peu près la règle de tous ; et l'on voit, dans trop de circonstances, l'intérêt particulier primer l'intérêt général.

89 fut un cataclysme qui transporta, en grande partie, le bien-être aristocratique à la bourgeoisie. Celle-ci, ambitieuse d'argent, d'abord, et d'honneurs, ensuite, concentra toute son économie domestique dans les moyens de satisfaire à ce double appétit. Le premier de ces moyens n'était-il pas de réduire la famille à l'unité ?... Cet expédient, plus simple et plus radical que celui du droit d'aînesse ne concentrerait-il pas plus sûrement la fortune de la famille sur une seule tête ? L'application suivit la théorie, aujourd'hui en plein développement.

Sans doute, la France, comparée aux nations voisines, regorge aujourd'hui de Malthusiens ; c'est-à-dire que les familles, à fils ou à fille unique, s'y comptent par milliers : et, sous ce rapport, la bourgeoisie surpasse l'aristocratie, financière ou nobiliaire.

La procréation ne fleurit guère que dans

les classes inférieures des manœuvres et des prolétaires ; et encore elle y diminue. La raison en est, que si autrefois de nombreux enfants constituaient la richesse des familles pauvres, par leur attachement à la glèbe et par le travail qui les faisait vivre tous, aujourd'hui chaque enfant s'éparpille aussitôt qu'il se croit en état de vivre par lui-même et pour lui-même ; et, dans les campagnes, les malheureux parents, arrivés à la vieillesse, et tombés dans la misère, n'ont pas même les ressources de l'hôpital. Les enfants n'étant plus qu'une charge pour les prolétaires, ceux-ci en ont le moins possible.

×

C'est en province, surtout, dans les centres de population, moyens et petits, que les faits sont en pleine lumière. Entre tant d'exemples à citer, le suivant servira de type.

Tel aïeul, né vers le milieu du siècle dernier, était simple ouvrier, à la tête de 9 enfants. L'un de ses fils, adjoignit à sa position d'artisan quelques spéculations sur les biens nationaux, et arriva à une certaine aisance : il n'eut que 4 enfants. L'un d'eux, classé par la fortune en pleine bourgeoisie, n'en eut qu'un ; et le fils de celui-ci n'en a qu'un lui-même... *Ab uno disce plurima*...

A la campagne, même dans les plus petits villages, le système s'applique avec soin: les riches n'ont généralement qu'un enfant. Si c'est un garçon, on ambitionne, avant tout, d'en faire un *Monsieur*, notaire, médecin, employé d'une administration quelconque. Si c'est une fille, elle n'épousera qu'un *Monsieur ;* et, l'orgueil humain poussant, cette nouvelle génération se tiendra dans la stricte observance de n'avoir qu'un enfant.

Bien manifestement, c'est à la grande division du sol, et par conséquent des fortunes, que doit être imputé le recul de nos recensements quinquennaux, quand, partout ailleurs, en Europe, on les voit progresser. Pour les puissances, nos voisines, cet avantage est dû au maintien de l'état aristocratique. Le jour où une division du sol s'opèrera chez elles, et quand une bourgeoisie rurale s'y organisera, la procréation y faiblira elle-même.

Je suis d'âge à avoir conservé quelque mémoire des derniers temps du 1er Empire, et j'ai assisté à toutes les phases de la Restauration. Quand, dans mes souvenirs, je suis l'évolution de notre état social; quand je vois les campagnards d'il y a 70 ans, remis à la discrétion des citadins pour leur subsistance journalière ; et quand je les vois possédant aujourd'hui une aisance suffisante pour éviter les embarras d'une grosse famille, la baisse des naissances n'a rien d'étonnant pour moi.

Le mal est fait : et ce mal, conséquence de réformes sociales dont les bienfaits ne peuvent être niés, menace de s'accroître encore...

Y-a-t-il remède à cette situation?... Un remède spécifique ne s'entrevoit guère ; tout au plus trouverait-on un palliatif dans les charges à imposer aux célibataires?... Il y en a de très riches, aussi habiles à éluder les charges publiques que celles de la famille. Qu'on les soumette à un impôt sérieux dont le produit constituerait une caisse de secours pour les grosses familles et les filles mères. Ne serait-ce pas justice ?

Dans l'espoir d'atténuer, autant que possible, ce déplorable état de choses, nous soumettrions aussi, à ceux qui ont charge de gouvernement, les propositions suivantes :

Exempter de tout impôt les familles à 6 enfants et au-dessus, riches comme pauvres.

Réserver les faveurs de l'administration à cette catégorie de citoyens et surtout aux familles d'ouvriers, qui se distingueraient par les soins apportés à l'éducation morale de leurs enfants.

Honorer par des récompenses ceux qui en seraient dignes, et placer les grosses familles en première ligne pour les droits à l'assistance publique.

Nul doute, qu'en cherchant bien, l'administration elle-même ne trouve encore d'autres moyens efficaces pour remédier à la gravité de la situation.

II

L'effrayante mortalité que subit la première enfance, de la naissance à l'âge de 2 ans, entre aussi pour une grande part dans la dépopulation de la France.

En 1878, j'ai relevé, à l'état civil de notre localité de 4300 âmes, une statistique de laquelle il résulte que la mortalité du premier âge approche du 1/3 dans le tableau de la mortalité annuelle (33 sur 110) ; et, dans ce tiers, l'athrepsie ou choléra infantile figure pour plus de la moitié.

Les causes de cet affligeant état de choses se démontrent facilement : elles sont à jour pour le médecin qui a beaucoup fréquenté la classe ouvrière, pour celui, surtout, qui peut établir des comparaisons entre le temps actuel et des souvenirs d'il y a 65 ans.

La mesure administrative qui prescrit aux médecins de mentionner, dans un certificat de décès, les causes de la mort, est encore de date récente. Ce n'est donc pas d'après des statistiques comparées que l'on peut affirmer l'augmentation de la mortalité actuelle pour la première enfance. Les souvenirs seuls prêtent ici à la comparaison, et je ne me borne pas à ceux qui me sont personnels. Combien de fois, de nos jours, n'ai-je pas vu les concitoyens de ma génération s'étonner de la fréquente mortalité des jeunes enfants? Combien de fois n'ai-je pas entendu dire : les petits enfants meurent, à présent, comme des mouches?...

Que l'on se reporte aux Bulletins hebdomadaires, donnés par quelques journaux, sur les causes des décès, à Paris, et l'on verra dans quelle proportion y figurent, à certains moments, les cas de mortalité par cause d'athrepsie. Partout, la même cause se révèle ; personne ne le contestera.

En dehors des maladies qui compliquent plus particulièrement la dentition des jeunes enfants, convulsions, méningites, etc, le choléra infantile est celle qui sévit le plus sur eux au moment des grandes chaleurs. Mais, cette diarrhée séreuse qui aboutit au vomissement incoercible, et tue, est loin d'avoir pour cause exclusive l'élévation exagérée de la température atmosphérique. Cette influence extérieure n'est qu'une cause prédisposante au mal ; la cause effective se trouve tout entière dans l'alimentation désordonnée à laquelle est soumise la première enfance.

×

Au temps de ma jeunesse, l'usage du lait était général, chez les riches comme chez les pauvres ; et, pour ces derniers, il constituait la plus grande partie de l'alimentation.

Aujourd'hui, le règne de la viande a remplacé le règne du lait, au détriment de tous, mais surtout pour le malheur des petits enfants.

Fait déplorable que chaque jour démontre ; le lait est aujourd'hui dédaigné par la classe ouvrière pour laquelle il constituait jadis la nourriture non seulement la plus saine, mais encore la moins dispendieuse et la plus réparatrice; car, il importe qu'on le sache, il importe de le crier bien haut: le lait contient les principes de la viande; le lait c'est, comme le sang, de la chair coulante.

Il est déplorable aussi d'avoir à constater que, par le fait de l'industrialisme, le lait a perdu, tout à la fois, et de ses qualités et de son bon marché. Autrefois, on avait, pour un sou, une grande tasse de lait pur, équivalente à un tiers de litre, au moins ; aujourd'hui, la même quantité de lait « baptisé » se paye de 10 à 15 centimes... Si l'on n'y trouve pas remède, le lait pur deviendra un aliment de luxe.

D'où vient l'élévation de ce prix ?... Il y a aujourd'hui plus de vaches laitières qu'il n'y en avait, il y a 60 ans, et il se consomme beaucoup moins de lait... Ce renchérissement a surtout pour cause la multiplication excessive des fromageries et l'exportation du beurre...

×

L'observation démontre que le Choléra

infantile sévit surtout sur les enfants de la classe ouvrière. C'est là, que de fausses inspirations et les conseils de l'ignorance viennent pervertir l'instinct maternel. C'est surtout dans cette classe que l'on est heureux de présenter à la table commune un enfant, quelquefois à peine âgé de 6 mois. C'est là que ne manque pas de surgir la malheureuse idée de faire goûter à l'enfant du bouillon, du vin, des légumes, de la sauce des ragouts. L'enfant fait la grimace... on insiste en riant... on s'accorde à affirmer que *ça le fortifiera* .. Les mauvaises habitudes sont bientôt prises : c'est une loi de nature. Bientôt l'enfant devient gourmand à tout ; on ne sait rien lui refuser jusqu'à l'arrivée du dévoiement qui le tuera.

On a constaté que, dans les contrées où la procréation se fait avec le plus de réserve, en Normandie, par exemple, où l'unité de progéniture est des mieux observée par les gros fermiers, la mortalité des jeunes enfants est, proportionnellement, très rare. Nul doute que ce résultat ne soit dû aux bonnes conditions d'hygiène observées pour les fils uniques de familles jouissant d'une grande aisance ; mais, le lait de première qualité et les conseils des médecins, en ce qui concerne l'alimentation, doivent aussi y avoir leur part.

×

Le malheur, en ce qui concerne la Classe ouvrière, en général, c'est que les conseils et les avis y sont donnés en pure perte. Tous les ans, dans le cours de la saison fatale, Août, Septembre, Octobre, j'ai à voir des enfants arrivés à la dernière période de l'athrepsie ; car ce n'est qu'à l'arrivée des vomissements que les mères s'effrayent. Et pourtant, dans toute occasion, j'ai signalé le danger d'une alimentation contre nature... Mes recommandations sont restées vaines, et l'avis de la première commère venue a toujours prévalu sur celui du médecin.

Je citerai, comme exemple, le seul cas où j'ai eu satisfaction sur ce point... Un épicier qui avait mis dans ses calculs de n'avoir qu'un enfant, en eut un premier. Sa femme, se croyant dans l'impossibilité de l'élever elle même, le confia à des mains mercenaires. A 4 mois, l'enfant mourut... Pour un second, on suivit le même système qui amena le même dénouement... A la veille d'en avoir un troisième on me consulta sur ce qu'il fallait faire. La future mère se considérant comme absolument incapable de nourrir elle même, et ne pouvant faire la dépense d'une nourrice à domicile, je conseillai l'élevage au biberon, avec tous les soins et les précautions recommandables en ce cas.

Mon conseil fut suivi... A 9 mois, l'enfant plein de santé, croissait comme un champignon... La mère vint me trouver... — Monsieur, on me conseille de donner de la soupe et du vin à mon garçon pour le fortifier... — Madame, en voulant en faire un hercule, vous le tuerez... Continuez le lait, jusqu'à ce qu'il soit démontré que votre fils a besoin d'une alimentation plus forte, et riez au nez des donneuses de conseils... A

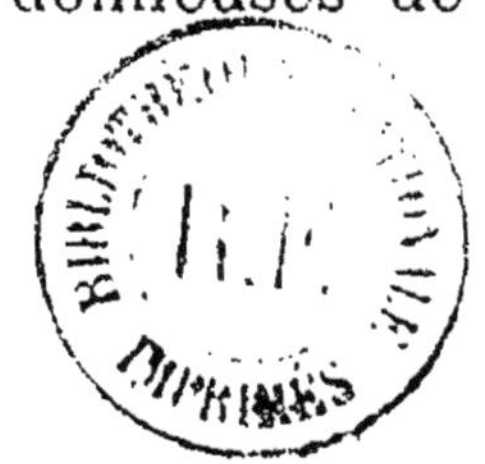

15 mois, l'enfant fort et robuste s'échappait dans la rue, et la mère se chagrinait de ce qu'il n'acceptât pas encore d'autre aliment que le laitage. Ce ne fut qu'à 2 ans qu'il se prêta à un nouveau régime... Aujourd'hui, il aime toujours le lait, et c'est un des plus forts garçons de son endroit.

×

Il faut le reconnaître : la civilisation transforme tout, et ce n'est pas toujours au profit des conditions physiques de l'humanité. L'industrie et le Commerce, à côté des grands avantages qu'ils apportent à la société, ont aussi leurs inconvénients : c'est par eux que le mal, trop souvent, se trouve à côté du bien, que les produits de la nature subissent des altérations, des falsifications, et que l'âpreté du gain anéantit tout sentiment humanitaire.

Si notre pessimisme parait ridicule aux personnes qui voyent dans la situation un mal sans remède, nous répondrons... Il existe des sociétés protectrices de l'enfance ; on sait leur zèle et leur dévouement, et les services qu'elles rendent dans la question de l'allaitement maternel et de l'allaitement artificiel. Eh bien, je voudrais voir leur programme affirmer la nécessité de l'alimentation lactée jusqu'à l'âge de 15 mois, au moins.

A ce point de vue, il faudrait que l'administration, pénétrée de la grande importance de cette question, prît au grand sérieux celle du lait, qu'elle se préoccupât des moyens d'assurer son abondance et sa pureté... Il faudrait, d'un autre côté, qu'elle eut à cœur de répandre l'instruction au sujet de l'alimentation lactée... Dans les Communes rurales, le Prêtre et l'Instituteur, en contact journalier avec les familles, auraient certainement un rôle efficace. Dans les villes, ce serait aux médecins, aux sage-femmes, aux philanthropes d'éclairer, sur ce point, la population ouvrière.

Un moyen bien pratique consisterait à faire remettre, en Mairie, à chaque déclaration de naissance, une instruction très résumée

portant exclusivement sur l'alimentation des enfants en bas âge.

Au nom de l'humanité et de la question sociale, il faut arracher à la mort tant de pauvres petits êtres, victimes de l'ignorance maternelle.

III

La question du lait, nous paraissant capitale pour la première enfance, nous l'avons résumée dans son côté exclusivement pratique, en vue de cet âge si intéressant.

Nous allons la reprendre et l'envisager d'une manière plus générale, car elle intéresse tous les âges, et nous voudrions pénétrer tout le monde de son importance.

A côté de l'athrepsie qui décime le premier âge ne voyons-nous pas surgir la phtisie pulmonaire, autre cause de dépopulation exerçant plus particulièrement ses ravages sur l'adolescence et sur l'âge mûr... Ici encore, si je me reporte à 65 ans en arrière, le contraste avec l'état actuel sera saisissant.

En ce temps là, la dénomination de phtisie n'était pas courante ; celle de *pulmonie* la représentait alors, et les cas en étaient si rares que la population s'ébahissait de curiosité et de pitié à voir passer un *poitrinaire*... J'ai souvenir d'une jeune fille qui, à la fin d'un été, se rendait tous les soirs à la prairie, au bras de sa mère, pour y aspirer les émanations d'un troupeau de vaches... C'était un moyen thérapeutique, conseillé par les médecins de l'époque, de même que celui de coucher dans une étable...

Voici, par opposition, ce que j'ai eu à constater, en 1879, au registre de notre Etat-civil... Un relevé portant sur les dix années précédentes donne une moyenne de 110 décès par an : la part de la phtisie y est représentée par les chiffres suivants... En 1868, 4 décès ; en 1869, 5 ; en 1870, 8 ; en 1871, 7 ; en 1872, 5 ; en 1873, 6 ; en 1874, 19 ; en 1875, 7 ; en 1876, 6 ; en 1877, 15 ; en 1878, 10.

Le contraste des deux époques et la progression de la phtisie dans notre période décennale ne sont-ils pas effrayants?.. Ils le sont plus encore si l'on se reporte aux grands centres de population. Il résulte, en effet, d'une statistique de M^r. Lagneau, communiquée à l'Académie de Médecine en 1877, qu'à Paris, la Phtisie Pulmonaire entre pour 1/5 dans la mortalité... Chez nous, elle n'est que du 1/11 ; mais la progression se fait toujours.

L'alarme est donnée, il est vrai ; et des philanthropes dévoués, Mr Verneuil en tête, ont entrepris de lutter contre le fléau. Mais, s'il est beau de prolonger l'existence d'individus condamnés à une mort prochaine, ne serait-ce pas mieux encore de se reporter aux causes du mal pour les éloigner ou les combattre?...

×

Aujourd'hui la question de la Phtisie est entrée de plain-pied dans la nouvelle doctrine du Bacille de Koch... Le côté théorique de cette récente Discipline consiste à donner au bacille une vigueur d'installation subordonnée à la nature du terrain qu'il envahit. De même que certains végétaux languissent et décroissent en des terres inappropriées à leur nature, de même aussi le bacille a besoin d'un terrain favorable à sa multiplication. De là, sans doute, la différence entre la phtisie galopante et la phtisie à marche lente, susceptible de rétrograder.

Si cette doctrine est plausible, le problème de la Phtisie ne se résout-il pas en une question d'hygiène?... Si le mciro-organisme n'a chance de prospérer que sur un terrain préparé, c'est à l'hygiène de faire que ce terrain devienne le plus rare possible. Ici, comme pour tant d'autres maladies, la prophylaxie doit primer la Thérapeutique. Le malheur est que les facteurs de la tuberculose ne se relient pas seulement à des causes physiques, matérielles, mais que les infractions à l'hygiène morale y ont la plus grande part; et, pour celles-ci il est difficile de remonter le courant...

La parallèle que nous allons établir, entre

l'état de choses d'il y a 65 ans, et l'époque actuelle, mettra en relief les conditions physiques et morales de chaque côté, et les conséquences à en tirer ressortiront d'elles-mêmes.

C'est à ce double point de vue que nous étudierons :

1° La question du Lait et du Pain, dans l'alimentation.

2° Celles des habitudes domestiques et des mœurs publiques.

LE LAIT.

Dans mon jeune âge, le lait, dans toutes les conditions sociales, faisait la principale base de l'alimentation. Alors, le café, le chocolat, le sucre, étaient de haut luxe pour de rares privilégiés.

Pour les enfants et pour le plus grand nombre des adolescents, la soupe au lait, relevée d'un peu de sel, constituait le premier repas du matin. Pour quelques-uns ce n'était même, trop souvent, que le caséum du lait, le fromage blanc, étendu sur le pain et saupoudré de sel et de poivre.

Au repas de midi, la classe ouvrière ne connaissait guère la viande de boucherie qu'au jours de fêtes. La soupe au lard et autres salaisons de charcuterie, les œufs, les légumes, quelquefois le poisson, fournissaient d'ordinaire au repas principal. Et souvent, le repas du soir n'était qu'une répétition du laitage salé, en bouillie de farine, de pommes de terre, avec les fruits et la salade pour dessert.

Le tonifiant d'alors était le vin du pays, abondant et à bon marché. Les adultes seuls connaissaient l'eau-de-vie.

Pour les jeunes gens le lait était toujours un régal. Mon père, mort à 87 ans, m'a raconté plus d'une fois, en comparaison des mœurs nouvelles, qu'à l'âge de 15 à 16 ans, le sou qu'il obtenait le dimanche, pour ses menus plaisirs, était consacré à une grande tasse de lait, pris chez la laitière de la rue.

Il y allait faire bombance avec des adolescents de son âge ayant, comme lui, le sou en poche.

Que les temps sont changés ! Et, en ce temps là on ne connaissait guère l'anémie... Et le cas d'un poitrinaire intéressait toute la ville.

Aujourd'hui, les différentes classes n'usent guère du lait que pour le repas du matin. Et encore on le dénature avec le café ou le chocolat.

×

Quand on considère les résultats si avantageux du régime lacté dans beaucoup de maladies; quand l'expérience tend à démontrer que le sel ajoute encore aux propriétés nutritives du lait, on est porté à se demander si ces coutumes de nos pères n'avaient pas leurs raisons pratiques consacrées par l'expérience.

N'est-il pas déplorable que, même pour la première enfance, les altérations du lait par des subtances tanniques, le café et la chicorée, ayent généralement lieu ?

Il est tellement de mode aujourd'hui de recommander les viandes rôties, ou même crues, contre la faiblesse anémique, que le public ne voit plus dans le lait qu'un aliment débilitant au premier chef.

Et les ferrugineux ! Et les toniques de tant de sortes ! Quelle exploitation !... Quel abus n'en fait-on pas ?

Assez, assez de ces moyens factices !... Revenons à la nature, faisons plus d'hygiène ; il s'en suivra moins de thérapeutique.... Que les reconstituants médicamenteux, s'il en faut absolument, soyent les adjuvants du lait et qu'ils n'ayent pas la prétention d'annuler ses qualités primordiales.

×

Le campagnard, jusqu'à présent, échappe à l'anémie et à la phtisie mieux que l'habitant des villes. Sa vie au grand air, ses exercices musculaires qu'aucune saison ne suspend, sont pour lui des correctifs puissants aux défectuosités du régime alimentaire. Aujourd'hui encore il a le lait en abondance. Pourquoi faut-il qu'il ait appris à dédaigner ce bienfait de la vie des champs et qu'il soit porté à l'aliéner au profit du commerce... Faire avec le lait de la crême et du beurre, cela s'est vu de tout temps, et ces deux produits n'ont rien, dans leurs usages, qui ne soit favorable à l'hygiène. Mais, transformer le lait en fromages de tant de sortes, en produits fermentés dont la digestion stomacale n'a pas à se louer, quoi qu'en ait dit BRILLAT SAVARIN l'aimable fantaisiste, voilà l'inconvénient, voilà l'abus.

Le campagnard est entré, comme le citadin dans l'hérésie de la viande : il est convaincu qu'elle seule donne des forces et qu'il faut laisser le lait aux malades. Il a vu ses ancêtres trouver dans cet aliment si naturel leurs forces et leur santé; mais il a goûté aux produits de la civilisation, au café aromatique, aux ragouts de viandes épicées... Le lait lui parait bien fade !

Quand la spéculation commerciale aura absorbé le lait des campagnes, quand l'indusdustrialisme aura fait des filles des champs des brodeuses et des couturières, comme on en voit déjà trop, le sort de nos populations rurales approchera de celui de l'habitant des villes. Les conseils de révision, pour le service militaire, n'ont-ils pas à constater, tous les ans, la déchéance physique des uns et des autres ?

Il y a plus d'un siècle, Fréd. Hoffmann affirmait: — « que les Suisses, qui font leurs délices du lait, lui devaient la force et les avantages physiques qu'aucun autre peuple ne surpassait. » —

×

Toutes les considérations rétrospectives signalent donc le lait comme l'aliment providentiel nécessaire et indispensable à l'homme dans toutes les conditions de sa vie, mais surtout dans son enfance et son adolescence.. Ce qui n'empêchera pas les amateurs de la haute cuisine de sourire à cette donnée qui leur semblera pastorale et sentimentale, plutôt que sérieuse... N'est-on pas arrivé, aujourd'hui, à placer les principales ressources de l'organisme dans les viandes, avec les toniques et les ferrugineux pour auxiliaires !

×

Que ceux qui ont foi, avant tout, dans les analyses chimiques veulent bien donner attention à la composition du lait. Ils le verront riche en la plupart des principes de la viande et plus riche qu'elle en albumine, en principes azotés, en phosphates.

— « De même que l'œuf, dit M. le docteur Debove (*), le lait peut être pris comme le type de l'aliment complet, puisqu'il renferme à la fois des matières azotées et des matières non azotées. » —

On sait tout le bruit que les phosphates opèrent, depuis quelque temps, dans le monde de la pharmacie — Phosphate de fer —Phosphate de soude — Lacto et Chlorido-Phosphate de chaux, etc... Tout cela se

(*) Du régime lacté dans les maladies.

vend en boîtes ou en flacons, à des prix peu abordables aux petites bourses. Eh bien, tous ces principes se trouvent dans le lait; la nature elle-même les y a dosés et associés à des principes de seconde classe que l'art ne saurait imiter.

Un fait remarquable dans la question, c'est le grand rôle que le lait joue, depuis quelques années, dans la thérapeutique médicale, rôle qui s'étend tous les jours.

Pour ne parler que du traitement de l'albuminurie, n'en est-il pas le moyen indispensable?... On sait combien cette affection est fréquente de nos jours, et comme elle est devenue la complication, presque inévitable, des épidémies de scarlatine. Il serait donc très intéressant de rechercher si, dans les épidémies des époques où l'usage du lait était généralisé, comme au siècle dernier, cette complication de la scarlatine s'observait aussi fréquemment qu'aujourd'hui.

Puisque le lait est devenu un moyen de guérison aussi sérieux que puissant dans beaucoup de cas pathologiques, n'y a-t-il pas lieu de voir une aberration complète de la raison dans les goûts et les coutumes qui, depuis plusieurs années, l'éloignent de l'alimentation, surtout pour la classe ouvrière.

LE PAIN.

Le pain qu'ont mangé nos pères ressemblait-il à celui de nos jours?

Pour répondre à cette question reportons-nous aux coutumes dont nous avons été témoins dans nos premières années. Les différences ressortiront d'elles-mêmes.

Il y a 65 ans, notre petite localité, lancée à peine dans les progrès du siècle nouveau, et conservant encore une partie des habitudes du siècle précédent, comptait trois boulangers. Alors, le four *banal* survivait dans quelques quartiers, et bien des familles avaient leur four domestique. Les bourgeois et les ouvriers achetaient leur blé, le faisaient moudre à leur fantaisie au moulin public ; ils laissaient mêlé à la farine tout le petit son, et quelques-uns une partie du gros. Le boulanger, qui cuisait aussi pour le public, n'étant pas intéressé dans la question du poids, le pain sortait des fours avec une croûte épaisse indice d'une bonne cuisson intérieure.

Voilà ce qu'on appelait alors le pain de *ménage*, doué d'une saveur qu'il conservait encore après cinq et six jours de cuisson.

Si ce pain était moins agréable à l'œil que celui d'aujourd'hui, il l'était plus au goût et à l'estomac. Les farines secondes qui, après le blutage, n'avaient pas été séparées des premières, le rendaient plus nourrissant et plus favorable à la digestion stomacale et intestinale.

L'expérience du passé autorise à admettre que ce pain, par ses éléments, comportait des qualités plus reconstituantes. Les analyses modernes tendent à le démontrer eu rangeant le son au nombre des principes les plus azotés.

Aujourd'hui, par le fait de la multiplication indéfinie des moulins de commerce, les populations sont condamnées à un système de panification où le son se trouve complètement éliminé. Toutes les faveurs sont pour les farines premières : les secondes restent dédaignées parce qu'elles feraient un pain bis. La blancheur, voilà la qualité que l'on recherche dans le pain. Et l'on dédaignerait pour sa couleur, le pain de ménage d'autrefois.

Nos trois boulangers d'il y a 65 ans végétaient dans leur petit commerce et parvenaient difficilement à mener à bien leurs affaires. Aujourd'hui les fours publics et les fours domestiques ont disparu; notre localité compte huit boulangers qui tous s'enrichissent. C'est qu'aujourd'hui la campagne elle-même s'approvisionne à la ville du beau pain blanc qui ressemble à du gâteau.

Voulez-vous, dira-t-on, arriver par ces comparaisons à ranger le pain actuel au nombre des causes de l'anémie ?

Nous voyons depuis quelque temps dans les grandes villes des spécialistes en boulangerie fabriquer, à l'instigation des médecins, des pains de son et de gluten pour les albuminuriques et les diabétiques. Nous serions étonné qu'on n'en reconnût pas l'utilité pour d'autres malades.

Si l'on considère, d'une part, que pour le traitement du diabète il est de règle stricte de nourrir les malades de pain de son, de proscrire tous les féculents et surtout le pain ordinaire; que, d'autre part, dans le système de panification moderne la prédominance du principe féculent, qui n'a plus le son pour correctif, a dû contribuer à rendre le diabète plus fréquent, ne serait-il pas plus logique de revenir à la farine munie de tous les éléments du blé, moins les gros sons? On ferait ainsi de l'hygiène au détriment de la thérapeutique (*).

(*). M. *Mège-Mouriès*, a démontré pratiquement que la coloration bise du pain ne venait pas du son mais bien de la *céréaline*, l'un des principes du froment.

Il est fort regrettable que des raisons économiques, seules, aient empêché la vulgarisation du procédé de panification de M. *Mège-Mouriès*, procédé qui donnerait satisfaction à l'œil, au goût et à l'hygiène.

Loin de là, les farines actuelles du commerce se lieraient si mal à l'eau dans le brassage de la pâte, que la meunerie est obligée, pour y remédier, d'y mêler de la farine de féverolles.

Les écarts de l'industrialisme sont à jour.. Et les pains de son, comme moyen hygiénique, prennent vogue en Angleterre !

×

La question de l'utilité du son dans le pain a été controversée, nous le savons. *Parmentier* la nie absolument ; et si, en des temps plus rapprochés de nous, M. *Millon* est venu la reprendre pour l'affirmer, les conclusions contraires de M. *Poggiale* semblent l'avoir tranchée définitivement. Nous laisserons de côté les savantes analyses sur lesquelles se sont basées toutes ces discussions. L'expérience du passé reste pour nous avec toute sa valeur à l'encontre des théories.

C'est en 1792 que l'assemblée nationale

décréta : que le blutage du son, pour le pain du soldat, aurait lieu dans la proportion de 15 livres de son par quintal de froment. Après des variations nécessitées par l'état des subsistances et les évènements de cette période si agitée, ce ne fut qu'en 1823 qu'il fut établi que le pain de munition se ferait avec de la farine de pur froment, blutée à 10 0/0. En 1846, le blutage fut porté à 15 0/0.

« Dans les boulangeries civiles, le mouvement, dit M. le docteur *Violet*, (*) avait été plus rapide ; le taux d'extraction ne s'était pas arrêté à 20 0/0, et depuis longtemps déjà la farine blutée à 30 0/0 forme la base de l'alimentation parisienne. »

En province, dans les petites localités, cette révolution dans la nature du pain n'a pas été si instatanée ; mais aujourd'hui quelques villages, d'une faible population et trop éloignés des villes, sont les seuls où l'on pourrait goûter encore du pain contenant du son.

(*) Du pain, Thèse pour le doctorat, 1876,

Oui, aujourd'hui, et depuis 10 ou 15 ans, tout le monde, à peu près, mange du pain blanc de pur froment et de farines blutées à 30 0/0. Mais quel tableau si satisfaisant voit-on ressortir de cette ère nouvelle ? Nos modernes populations en sont-elles plus valides que celles d'il y a 90 ans ?

Si nous remontons au siècle dernier, est-ce que les Français du temps de Louis XVI, est-ce que les soldats de la première République étaient en face de leurs ennemis inférieurs en vigueur et en énergie !

Le général LAMARQUE attribuait aux armées du premier Empire leur supériorité dans les marches forcées, à ce que le pain constituait leur principale nourriture, justifiant ainsi l'axiome que FRÉD. HOFFMANN formulait au siècle dernier : *Plus alimenti est in pane quam in alio cibo.*

Aujourd'hui nos soldats ont plus de viande et un pain plus satisfaisant à l'œil. Leur constitution en est-elle plus solide ?

Et quand les différentes classes de la société, la classe ouvrière aussi bien que les autres, sont appelées à *bénéficier* du même régime, où faudra-t-il chercher les causes de cette anémie qui se généralise sous nos yeux ?

Aux siècles précédents, c'était un axiome pour les savants et pour le vulgaire : que le pain fait beaucoup de sang. Actuellement tout le monde est à la viande et au pain blanc... Et l'humanité blêmit.

Aussi bien, beaucoup de nos travailleurs des campagnes commencent à reconnaître que le pain des boulangers est loin de les fortifier comme le faisait le pain de ménage d'autrefois.

Donc, si les théories disent oui pour le pain fabriqué avec des farines blutées à 30 0/0, l'expérience du passé et du présent viennent y contredire.

HABITUDES DOMESTIQUES ET MŒURS PUBLIQUES.

La fixité de notre idée sur la double question du lait et du pain est loin de fermer nos yeux aux considérations, plus importantes encore, qui se rattachent au côté moral de l'hygiène publique. Ce triste point de vue, qui n'échappe à personne, a été saisi et mis en lumière dans des tableaux dont nous ne pourrions produire que de pâles copies. Ce n'est qu'incidemment que nous reprenons sur ce sujet le parallèle des deux époques auxquelles nous avons eu le privilège d'assister, et que nous dirons quelques mots de l'éducation domestique et des faits relatifs à la morale publique.

Certes, cette double considération domine la question de l'anémie. Elle prime incontestablement celle du lait et du pain, et ne laisse guère de trève aux préoccupations des moralistes et des hygiénistes. Malgré tout le pessimisme qu'y s'y rattache, il est du devoir des philanthropes de la heurter de front et de mettre en évidence toutes les plaies qu'elle comporte.

Au temps de mon enfance, l'autorité du père de famille et la discipline qui y ressortissait étaient représentées dans toute leur dignité. Toute tendance à l'inconduite, à la dissolution des mœurs, était alors réprimée vivement, quelquefois avec violence, pour les garçons et pour les filles.

Nous avons vu comment les garçons de 15 et 16 ans fêtaient leurs dimanches. Les plaisirs des filles se bornaient à de simples réunions entre parentes et amies, le plus souvent dans les jardins, en pleine atmosphère riche d'oxigène. Là, on chantait et on dansait avec joie, mais avec décence dans l'entrain. Les jours ouvrables tout le monde travaillait, hommes et femmes, garçons et filles, les uns et le plus grand nombre, aux champs, les autres renfermés pour leurs industries.

Au printemps, en été et en automne, le coucher du soleil amenait le repos du soir, en plein air sur des bancs pour les adultes, en rondes chantantes pour les filles et les garçons. En hiver, les femmes, les filles et les jeunes garçons se réunissaient dans des ouvroirs organisés sympathiquement dans chaque rue. C'étaient les veillées où trônaient les racontars, où régnaient la joie et la gaieté.

A cette heureuse époque le dérangement dans la conduite d'une fille ou d'un garçon faisait scandale pour la ville.

Aujourd'hui le père de famille semble avoir abdiqué son autorité et abandonne à ses enfants leur règle de conduite, aux filles comme aux garçons.

Le dimanche, le mauvais exemple est, trop souvent donné par le père, qui recherche ses plaisirs sans avoir souci que sa femme et ses enfants y prennent part. Les garçons vont courir et jouer de leur côté, la pipe ou le cigare à la bouche, quelquefois dès l'âge de 15 ans. A 16 ans, ils commencent à user du bénéfice de la loi, à hanter les bals et les cabarets.

Les jeunes filles, poussées, elles aussi, par de mauvais exemples, courent les rues, provoquent, par le regard, les garçons qu'elles retrouveront le soir au bal. Trop souvent, pour les uns et pour les autres, le lundi n'est que la répétition du dimanche.

Les besoins de l'existence exigent que les autres jours de la semaine soient consacrés au travail. C'est ici que l'anémie et la phthisie voient se préparer leurs proies que leur fourniront surtout les filles. Presque toutes, ayant renoncé aux travaux des champs se voient condamnées à des occupations qui les immobilisent dans des logements où elles ne trouvent pas une aération suffisante. Broder, coudre à l'aiguille ou à la mécanique, fabriquer des chaussons, et avoir, dans tous les cas, la poitrine pressée et courbée sur leurs métiers, voilà leur lot ! Et, la plupart, prélèvent encore les exigences de la toilette sur les nécessités de la nourriture !

Cette vie de chaque jour, entraîne des conséquences forcées. La suppression de l'exercice musculaire, surtout pour le thorax, enraye l'expansion pulmonaire et laisse incomplète l'oxigénation du sang.

L'érotisme prématuré, les excès qu'il entraîne, ajoutent aux autres causes et favorisent leur puissance d'action. Le sang s'appauvrit, l'anémie se dessine, la menstruation se trouble, la toux sèche arrive en même temps que l'amaigrissement, et les tubercules ont trouvé, dans les poumons, un terrain fertilisant.

CONCLUSION.

Que peuvent la philanthropie et l'administration en face de ces tableaux, malheureusement trop vrais, où l'on voit l'anémie, c'est-à-dire le dépérissement des organismes, préparer de vastes champs à la tuberculose et tendre à devenir endémique?... Faire rétrograder l'humanité dans sa marche, dans ses entraînements, n'est pas chose facile. Les moyens de coercition échappent ici à l'autorité; ils ne pourraient s'exercer à l'encontre de la liberté commerciale et industrielle; et les droits du père de famille veulent être respectés.

La réglementation rentre mieux dans les idées libérales de notre époque. Elle pourra être acceptée le jour où, l'instruction aidant, la lumière se fera pour les masses.

Là est le vrai rôle de l'administration. Eclairer le peuple, opérer la diffusion de l'instruction dans les écoles, dans les cours d'adultes, dans des conférences sur l'hygiène et l'économie domestique, dont le moindre hameau devrait bénéficier.

Au temps où nous vivons, tout tend à surexciter la vie de relation, la vie des sens, au détriment de la vie organique. Que les yeux soient ouverts au public sur ce point. Qu'on lui montre les abîmes où entraînent les habitudes, les goûts, les passions du jour. Que chaque désastre des familles soit un avertissement pour les autres et leur serve d'exemple.

Qu'on fasse appel à l'intérêt général, à l'amour du pays, à l'orgueil national, invocations qui ont su remuer, de tout temps, les cœurs vraiment français.

Alors le mal, peut-être, s'arrêtera dans sa source. Et, l'on pourra voir l'humanité reprendre sève, comme l'arbre qui, languissant par le fait d'un engrais mal entendu, refleurit sous l'influence d'une culture appropriée.

Dî meliora !

POST SCRIPTUM.

La Revue spéciale de *l'antisepsie* médicale et chirurgicale a publié, à la date du 15 avril 1888, une allocution prononcée par M. le Professeur *Grancher* à la dernière séance de la Société de médecine publique et d'hygiène professionnelle dont il est Président.

Cette allocution a pour titre : La *Microbiologie* dans ses rapports avec l'hygiène et la thérapeutique — Son auteur, l'un des membres les plus autorisés de la nouvelle Ecole Pastorienne, a établi, dans son discours, cette double proposition : que, d'une part « la destruction hors de l'organisme des « germes, causes de maladies virulentes don- « ne la formule par excellence de l'hygiène « sociale — et, d'autre part, « que la stérili- « sation du terrain, c'est-à-dire la vaccination « réalise la thérapeutique la plus physiolo- « gique et la plus rationnelle. »

M. le docteur Grancher a dit ausssi : — « l'immunité de l'organisme humain contre

« un virus virulent et même mortel peut « s'obtenir par des procédés fort différents « d'inoculations ; et ces inoculations préven- « tives que M. Pasteur a trouvées contre le « charbon et contre la rage sont, dans l'ordre « scientifique, pour tous les savants, même « pour ceux qui contestent encore leur utilité « pratique, des découvertes dont la portée « dépasse de beaucoup celle de *Jenner*. » —

Certes, à ces affirmations l'humanité poussera un long soupir de soulagement ; et nous sommes de ceux pour lesquels elles autorisent toutes les espérances... Pourquoi faut-il qu'en regard de la phtisie pulmonaire cet optimisme ne puisse être accepté par nous, sans réserve.

Avant de poser ses affirmations. M. Grancher avait dit : « Un médecin qui sait que la « fièvre typhoïde et la tuberculose sont le « produit des bacilles typhiques et tubercu- « leux cesse de croire au fatalisme, à la « spontanéité morbide, à la diathèse *sine* « *materia*. Ces mots qui nous donnaient il y « a quelques années l'illusion de la science,

« nous ne les comprenons plus aujourd'hui,
« et au lieu de demander à l'empirisme le
« remède des maladies contagieuses nous le
« cherchons, soit dans la destruction des
« germes pathogènes, soit dans le confert de
« l'immunité à l'organisme humain. »

Nous pourrions, en ce qui concerne la fièvre typhoïde, acquiescer à ces considérations. Quant à la tuberculose, son caractère contagieux n'est pas démontré pour nous; et, en attendant qu'il le soit et que la science nouvelle ait trouvé son vaccin, nous maintiendrons cette thèse : que le régime du lait, chloruré par le sel commun, est l'une des meilleures ressources pour la prophylaxie et la thérapeutique de la phtisie pulmonaire.

Publication du même auteur :

LOISIRS DE LA VIEILLESSE ou L'HEURE DE PHILOSOPHER.

On lit dans LE PARTI NATIONAL *du 26 octobre 1887 :*

L'auteur sous la forme de causeries, exemptes des subtilités de la métaphysique, interprète en les résumant le spiritualisme, le matérialisme, le panthéisme, et touche à la doctrine récente du monisme.—Il dédie son livre à ses contemporains d'âge. Pour lui, l'heure de philosopher c'est la vieillesse, la période ultime où les loisirs s'imposent et deviennent, pour le matérialiste ou le sceptique, la cause d'obsessions répétées.

Et, dans LE RADICAL *du 21 février dernier :*

C'est aux vieillards que M. le docteur Nivelet dédie son volume *les Loisirs de la vieillesse,* simples causeries sur les questions philosophiques à l'ordre du jour actuellement, et sur les systèmes et conceptions qui ont agité les cerveaux dans les siècles passés. L'auteur nous fait part de ses lectures, les examine et les discute devant nous; il va de Platon à Spinosa, d'Aristote à M. Janet; il passe en revue le spiritualisme et le matérialisme, l'idéalisme et le positivisme, le panthéisme, le syncrétisme, etc.

Les œuvres de Hæckel et de M. Camille Flammarion, entre autres, paraissent avoir exercé une grande influence sur l'esprit de M. le docteur Nivelet, esprit distingué et élevé. A coup sûr, son livre ne résout aucun des grands problèmes qui font le désespoir de l'humanité, et dont, par conséquent, l'humanité ne saurait mieux faire que de ne pas s'occuper; — ce sont de simples entretiens, encore une fois, des causeries ingénieuses, érudites, assaisonnées de bonne humeur et de grâce.

Volume in-12 — Prix, 3 francs, expédié franco.

A **PARIS,** FÉLIX ALCAN, *successeur de Germer-Baillière,*

Boulevard Saint-Germain, 108.

www.ingramcontent.com/pod-product-compliance
Ingram Content Group UK Ltd.
Pitfield, Milton Keynes, MK11 3LW, UK
UKHW020444230726
13925UKWH00004B/1796